MÉMOIRE

SUR LE

TRAITEMENT DES PIERRES

ARRÊTÉES DANS LE CANAL DE L'URÈTRE

A la suite de l'opération de la Lithotritie,

Par M. BONNET,

Chirurgien en chef de l'Hôtel-Dieu de Lyon.

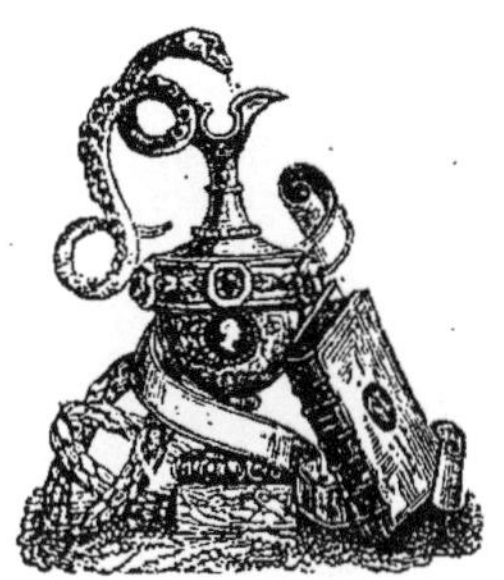

LYON,

IMPRIMERIE D'ISIDORE DELEUZE,

RUE SAINT-DOMINIQUE, 13.

1842.

MÉMOIRE

SUR LE

TRAITEMENT DES PIERRES.

MÉMOIRE

SUR LE

TRAITEMENT DES PIERRES

ARRÊTÉES DANS LE CANAL DE L'URÈTRE

A la suite de l'opération de la Lithotritie,

Par M. BONNET,

Chirurgien en chef de l'Hôtel-Dieu de Lyon.

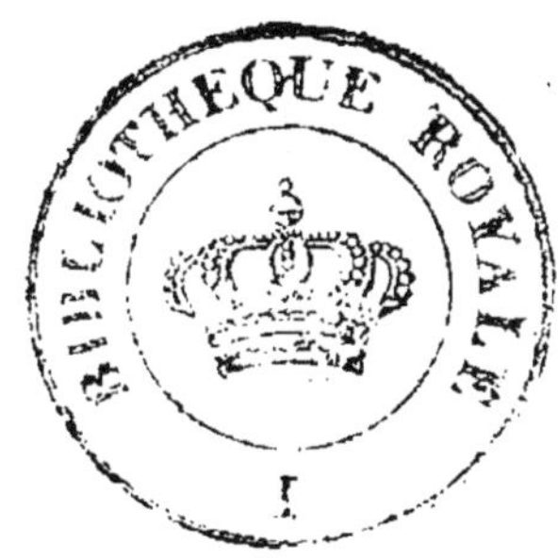

LYON,

IMPRIMERIE D'ISIDORE DELEUZE,

RUE SAINT-DOMINIQUE, 13.

1842.

MÉMOIRE

DES PIERRES ARRÊTÉES DANS LE CANAL DE L'URÈTRE

A LA SUITE DE L'OPÉRATION DE LA LITHOTRITIE.

Dans le premier numéro du *Journal de Médecine* de Lyon, publié dans le mois de juin de l'année dernière, j'ai fait connaître l'observation de quelques calculeux traités par la lithotritie; depuis cette époque, j'ai pratiqué la même opération sur quatorze malades. Six de ces derniers étaient placés dans des salles de chirurgie de l'Hôtel-Dieu de Lyon, quatre occupaient les chambres payantes du même hôpital, quatre habitaient en ville; chez tous la guérison a été obtenue; ces malades sont :

M. Jérinon, de St-Etienne, âgé de 70 ans, dont la pierre de phosphate de chaux avait 4 cent. 8 mill. de diamètre. Il a fallu treize séances pour le débarrasser de sa pierre; il est entré aux chambres payantes le 27 mai 1841 et il en est sorti le 15 juillet, très-bien guéri.

M. Rudigoz, de Montluel, âgé de 68 ans. Sa pierre formée d'acide urique, avait 4 cent. 6 mill. de diamètre.

Il est entré aux chambres payantes, le 13 juillet 1841, et il en est sorti le 16 août.

M. Guignard', chanoine de Belley, âgé de 49 ans. Ce malade n'avait qu'un gravier de 6 mill. de diamètre; une seule séance a suffi pour le débarrasser.

M. Gélas, de Rillieux, âgé de 58 ans. Sa pierre avait 2 cent. 9 mill. de diamètre; il a été débarrassé, en trois séances, de la plus grande partie de sa pierre, du 10 au 28 octobre 1841. Mais ce n'est que dans le cours du mois de février 1842 que son opération a été terminée. Ce malade, qui avait la fièvre, avait désiré interrompre son traitement après les premières séances.

Claude Rivoiron, de Rive-de-Gier, âgé de 45 ans; son observation sera rapportée plus loin.

François Boulon, âgé de 23 ans, de Châteauneuf, près St-Vallier. Voyez son observation à la page 416.

François Jullian, âgé de 20 ans, de Chancella; sa pierre, composée d'oxalate de chaux, avait 2 cent. de diamètre; trois séances ont suffi pour le guérir; il est entré à la salle des opérés, le 29 décembre 1841, et il en est sorti, le 22 janvier 1842.

Marie Vallin, âgé de 52 ans; son observation sera rapportée plus loin.

M. Clément, parfumeur, rue Grenette. Voyez son observation à la page 408.

M. Rozier, rue de Puzy, âgé de 66 ans. Sa pierre avait 2 cent. 4 mill. de diamètre, son opération commencée le 31 juillet, a été terminée le 20 août; la fatigue causée par la dernière tentative a été assez grande, et le malade ne nous a pas permis de nous assurer s'il ne restait plus aucun fragment.

M. Matagrin, de Tarare, âgé de 60 ans. Sa pierre avait 2 cent. de diamètre ; son opération a été pratiquée dans la maison de santé de Mlle Delaunay : commencée le 15 mai 1842, elle a été terminée complètement le 25 du même mois ; les suites de cette opération ont été si simples que le malade est allé se promener le lendemain de chaque séance.

M. David, de Carpentras, âgé de 50 ans. Ce malade avait deux pierres, dont la plus grosse avait 2 cent. 7 mill. de diamètre ; il a été opéré dans la maison de santé de Mlle Delaunay : son opération, commencée le 5 mai 1842, a été terminée le 28 mai.

Mad. Parraud, âgée de 69 ans, de Fontenay (Jura). Sa pierre, formée en partie d'acide urique et en partie de phosphate de chaux, avait 4 cent. 6 mill. de diamètre ; il a fallu sept séances pour la guérir. Elle est entrée aux chambres payantes de l'Hôtel-Dieu le 5 juin 1842, et elle en est sortie le 30 du même mois.

Chapelle Terme, âgé de 50 ans, de St-Geoire (Isère). Sa pierre, de phosphate de chaux très-friable, avait 2 centimètres de diamètre ; elle a été broyée et extraite en trois séances. Il est entré le 13 juin 1842, et il est encore au n° 3 de la salle des opérés.

Ces malades sont les seuls que j'ai opérés par la lithotritie depuis le mois de juin de l'année dernière, et tous les pierreux que j'ai vus depuis cette époque seraient guéris, si un malade de 45 ans, que m'avait adressé M. Charvériat, de Châlon, ne fût mort avec les symptômes d'une fièvre intermittente pernicieuse. Chez ce malade, je n'eus pas le temps d'entreprendre la lithotritie, j'avais seulement pratiqué deux fois le cathétérisme, afin d'apprécier les conditions dans lesquelles se trouvait la pierre.

En présence de cette suite remarquable de succès dans une série d'opérations qui ont été pratiquées dans les conditions les plus diverses sous le rapport de l'âge des malades, du volume et de la dureté des pierres, on acquiert une nouvelle preuve en faveur de l'utilité de la lithotritie, et l'on comprend que ce serait s'élever contre l'évidence des faits, de soutenir encore que sous le rapport de la lithotritie les hôpitaux de Lyon sont restés en arrière du mouvement qui a signalé notre époque chirurgicale.

Mais ce n'est qu'incidemment que je reviens ici sur cette question dont la solution importe cependant à un si haut degré à l'honneur de la chirurgie lyonnaise. Mon but principal est d'étudier dans cet article le traitement qu'il convient d'employer lorsque des fragments de calculs s'arrêtent dans le canal de l'urètre. J'espère démontrer que dans ce cas je ne me suis pas contenté d'employer les moyens connus, mais que la nécessité de parer à des accidents contre lesquels ces moyens étaient restés sans utilité, m'a conduit à en imaginer quelques autres qui peuvent être très-utiles non-seulement dans quelques circonstances spéciales, mais dans la grande majorité des cas où des pierres s'arrêtent dans le canal de l'urètre.

Les moyens usités dans les cas où des graviers s'arrêtent dans le canal de l'urètre, consistent à repousser ces fragments dans la vessie ou à les extraire avec des instruments appropriés.

Pour repousser les fragments dans la vessie, on emploie les cathéters solides , ou des injections poussées à travers une sonde. Ce sont toujours des sondes ordinaires, c'est-à-dire des sondes avec des yeux ouverts sur les côtés, dont on a fait usage dans ces cas.

Pour extraire les calculs, on se sert de la pince à gaîne à deux ou trois branches, semblable à celle qu'employait M. Civiale dans la lithotritie, ou de la curette articulée de M. Leroy. L'extrémité de cette curette est placée, comme on le sait, dans la direction du reste de l'instrument, et au moyen d'un mécanisme ingénieux, elle peut former avec celui-ci un angle droit. Dans la première position, elle passe aisément au-delà du calcul , et dans la seconde elle l'accroche et le ramène au dehors. Enfin on met en usage le lithotriteur de M. Heurteloup , modifié par M. Ségalas , de manière à pouvoir être appliqué au broiement des calculs arrêtés dans le canal de l'urètre.

Je me contente d'énumérer ici ces instruments; je tâcherai d'en juger la valeur d'après les résultats qu'ils ont donnés dans les cas dont je vais rapporter l'histoire.

Sur les 14 malades que j'ai traités depuis le mois de juin de l'année dernière, 4 ont eu , à diverses reprises, le canal de l'urètre encombré par des calculs ; voici les observations de ces malades.

Calcul de phosphate de chaux de 2 centim. 4 mill. de diamètre , survenu à la suite d'un rétrécissement du canal de l'urètre. — Lithotritie ; arrêts souvent répétés des pierres, en arrière du rétrécissement. — Impossibilité dans un cas d'extraire ces pierres par les moyens connus. — Injections d'acide hydro-chlorique très-affaibli. — Sortie des fragments ramollis et en partie dissous. — Guérison.

M. Clément Pierre, âgé de 40 ans , fut atteint en 1826 d'un rétrécissement du canal de l'urètre , survenu à la suite d'une chute dans laquelle le pied d'un cheval lui avait fortement pressé sur le périnée.

Ce rétrécissement fut traité par la dilatation avec un plein succès; mais le malade n'ayant employé aucune précaution pour prévenir la récidive, l'obstacle à l'excrétion de l'urine, se reproduisit peu à peu, et le jet de liquide devint de plus en plus fin. A cette difficulté d'uriner se joignirent dès 1839 , des douleurs dans la vessie et dans la verge après la sortie de l'urine.

M. Montain, appelé auprès du malade , reprit vers la fin de 1840 , le traitement de son rétrécissement et à l'aide des moyens ingénieux qu'il a imaginés , il parvint à le franchir et à le dilater dans un temps très-court. La pierre ne fut pas reconnue alors , ce ne fut que le 1er mai 1841 que **M.** Montain la soupçonna et en constata l'existence.

Après les préparations convenables, je commençai la lithotritie le 17 juin 1841 ; la pierre fut saisie et broyée le 1er jour trois fois, sous les diamètres de 2 centimètres

7 millimètres, 2 centim., et 2 centim.; les fragments qui furent rendus étaient blancs, peu solides et composés de phosphate de chaux; les suites de cette 1re séance furent extrêmement simples.

A la suite de la seconde séance, quelques fragments s'arrêtèrent en arrière du rétrécissement qui admettait seulement des sondes de 4 millimètres de diamètre; ces pierres furent extraites non sans douleur, avec la curette articulée de M. Leroy.

L'arrêt des pierres dans le canal de l'urètre ne se reproduisit qu'après la sixième séance, qui eut lieu le 11 juillet. Leur présence causa au malade de très-vives douleurs, elle donna naissance à une sécrétion purulente provenant du canal de l'urètre. Ce ne fut qu'après seize jours qu'il nous fut possible de rendre au canal sa liberté; quelques fragments furent extraits avec la sonde articulée de M. Leroy, une autre avec le petit lithotriteur de M. Ségalas, et M. Montain parvint un jour à en extraire avec l'instrument qu'il a imaginé pour dilater les rétrécissements de l'urètre. Toutes ces tentatives étaient facilitées par la conservation de la liberté du canal, à sa partie supérieure. On eut dit qu'en arrière du rétrécissement, le canal de l'urètre ulcéré et agrandi, offrait une cavité dans laquelle s'accumulaient les fragments nombreux qui encombraient le canal; il est à noter que chacune des applications des instruments à l'extraction des calculs du canal de l'urètre, provoquait les douleurs les plus vives, ainsi que des accès de fièvre avec frissons, suivis d'une chaleur brûlante, et d'une abondante transpiration. Ces accès de fièvre se renouvelaient dans l'intervalle des tentatives et nous donnaient des inquiétudes sérieuses sur la vie du malade.

Cependant, le 2 avril, je pus reprendre la lithotritie et je broyais la pierre, sous les diamètres de 1 centim. 9 millimètres, 6 millim. et 6 millim.

Dès le lendemain, bien que le malade eût uriné le plus lentement qu'il eût pu, le canal s'encombra de nouveau de fragments volumineux. Les souffrances, l'écoulement abondant de mucosités purulentes et les accès de fièvre accompagnés même quelquefois de vomissements, reparurent avec plus d'intensité que jamais. Pendant dix jours, aucune tentative faite avec les instruments qui avaient réussi précédemment, ne permit d'extraire l'un des fragments arrêtés dans le canal, et chacune de ces tentatives fut si douloureuse et produisit tant de fatigue, que je me vis forcé d'y renoncer. Les inquiétudes que j'avais conçues sur l'issue de mon opération, devinrent alors plus graves que jamais, et je me demandai avec anxiété comment il me serait possible d'arracher le malade à une mort qui semblait ne tenir qu'à la présence de quelques graviers dans le canal de l'urètre, lesquels ne pouvaient être extraits par les moyens connus.

Dans cette situation difficile, remarquant que les fragments de calculs étaient composés de phosphate de chaux, que ce phosphate est soluble dans l'acide hydro-chlorique très-affaibli, je songeai à les dissoudre ou du moins à les rendre plus friables au moyen de cet acide étendu. J'ajoutai de l'acide hydrochlorique en assez faible quantité, pour que la limonade hydrochlorique qui résultait de ce mélange pût être mise sur la langue sans inconvénients, et j'y laissai séjourner pendant douze heures l'un des fragments de calcul les plus volumineux qui eussent été rendus par le malade ; après ce temps, je trouvai le fragment de calcul en partie dissous, et ce qui n'avait pas été dissous était devenu si friable que la simple agitation du vase suffisait pour le réduire en poussière.

Le 13 août, j'introduisis jusqu'au calcul une petite sonde de gomme élastique, ouverte par le bout, et j'injectai dans le canal de l'urètre une petite quantité de la limonade hydrochlorique. Cette injection produisit une sensation extrêmement pénible, et ne put être retenue que pendant une à deux minutes ; elle fut répétée le lendemain, 14. Dans la soirée du même jour, les urines entraînèrent plusieurs petits fragments, dont l'un d'eux se brisa en morceaux en tombant dans le vase, et qui tous étaient assez friables pour se réduire en poussière par une faible pression des doigts. Cette friabilité n'avait jamais été observée dans les fragments rendus auparavant, elle prouvait évidemment l'action de l'acide hydrochlorique.

Le 15, je reproduisis les injections acides et le soir même, se présenta au méat urinaire un fragment trèsvolumineux, que je ne pus extraire qu'après l'avoir brisé avec une pince à pansement ; deux jours après, le canal de l'urètre était parfaitement libre, et j'achevai de broyer et d'extraire quelques fragments qui restaient encore dans la vessie.

Le 20 du mois d'août, c'est-à-dire plus de deux mois après le début de cette opération entravée par tant de difficultés sans cesse renaissantes, je reconnus que la vessie était débarrassée de tout corps étranger ; le malade se rétablit rapidement, et il est revenu à une parfaite santé, ainsi que l'ont constaté MM. Montain et Répiquet, qui ont traité ce malade de concert avec moi.

Calcul d'acide urique de 3 cent. 3 mill. de diamètre. — Litho-
tritie. — Fragments de calculs arrêtés pendant plus de
trois semaines en arrière de la courbure du canal de
l'urètre; impossibilité de repousser ou d'extraire ces frag-
ments par les moyens connus. — Succès obtenu de l'em-
ploi d'injections d'eau faites avec une sonde volumineuse
en argent, largement ouverte à son extrémité vésicale
et portant une boîte à cuir à son pavillon.—Guérison.

Pierre Rivoiron, âgé de 48 ans, verrier à Rive-de-
Gier, commença à souffrir en urinant vers l'âge de 35
ans. L'existence de sa pierre ne fut soupçonnée que peu
de temps avant son entrée à l'Hôtel-Dieu de Lyon, qui
eut lieu le 14 octobre 1841 ; les besoins d'uriner qu'il
éprouvait se reproduisaient alors tous les quarts-d'heure
ou toutes les demi-heure. Les douleurs qui accompa-
gnaient l'excrétion urinaire étaient souvent très-vives.
Ses urines étaient légèrement alcalines et déposaient une
mucosité blanchâtre et abondante. Du reste, sa santé
était bien conservée et sa constitution naturellement vi-
goureuse n'avait pas souffert d'atteinte.

Le 16 octobre 1841, je reconnus que sa prostate n'é-
tait point tuméfiée, la vessie admettait sans peine 4 à 5
centilitres de liquide; la pierre fut saisie sous le diamètre de 3 cent. 1 mill.

Le 18 octobre, je commençai la lithotritie; la pierre
saisie sous le diamètre de 3 cent. 1 mill., exigea 50 à 60
coups de marteau pour être brisée. Cette séance fut suivie d'un peu d'agitation et de fièvre, mais ces accidents
furent assez peu intenses pour que je pusse pratiquer une

séance le 22 octobre ; ce jour-là, la pierre fut saisie sous les diamètres de 2 cent. 7 mill. et 2 cent. 2 mill. et brisée deux fois par le pignon ; le malade rendit les fragments un peu plus nombreux que la première fois.

Les explorations qui avaient précédé la lithotritie n'ayant entraîné aucun accident grave ainsi que les deux premières séances de broiement, tout faisait espérer que l'opération serait pratiquée sans obstacle, lorsqu'à la suite de la troisième séance, qui eut lieu le 25 octobre et dans laquelle la pierre fut saisie trois fois et brisée avec le pignon, le malade éprouva un frisson prolongé pendant plus de deux heures. Ce frisson fut suivi de fièvre, de transpirations, d'oppressions et de toux ; le malade se plaignit d'avoir pris froid pendant qu'on avait pratiqué le broiement, et toute l'attention se porta sur les symptômes qu'il éprouvait du côté de la poitrine.

Ces symptômes parurent d'abord se borner à un catarrhe très-violent. Plus tard, les urines devinrent très-rares, très-alcalines et purulentes sans que leur excrétion fût douloureuse.

Le 20 novembre, les accidents du côté de la poitrine étant calmés, je voulus sonder le malade et rechercher si je pourrais reprendre le cours de mes opérations. En arrière de la courbure de l'urètre, je rencontrai les fragments de calculs, qui me parurent occuper toute la région prostatique et qui m'empêchèrent de pénétrer jusque dans la vessie. Probablement ces graviers étaient arrêtés dans le canal depuis la dernière séance, c'est-à-dire depuis vingt-cinq jours et avaient contribué au développement de l'inflammation générale des voies urinaires que démontrait si bien l'état des urines et les douleurs qui s'étaient fait sentir du côté des reins et spécialement du côté gauche.

Arrêté par ces graviers qui remplissaient le canal de l'urètre, je cherchai, le 22 et le 25 novembre, à les repousser dans la vessie, en me servant, soit des grosses sondes de Mayor, soit des lithotriteurs les plus volumineux. Tous mes efforts furent inutiles; ces instruments repoussaient les graviers contre les parois du canal, ils faisaient éprouver les douleurs les plus vives, et chacune de leurs applications était suivie de frissons et de fièvre.

Après avoir laissé reposer le malade, j'essayai les curettes courbe et droite de M. Leroy. Mes tentatives n'aboutirent encore qu'à aggraver les accidents; je fis quelques injections d'eau avec une sonde en gomme élastique; ces injections restèrent sans résultat. Cependant le malade était découragé; il s'était écoulé près d'un mois et demi depuis le moment où la lithotritie avait été interrompue; affaissé par les inflammations qu'il avait éprouvées du côté de la poitrine et des voies urinaires, voyant toutes tentatives d'opération arrêtées par l'encombrement de son canal, il désespérait de sa guérison, et se croyant voué pour toujours aux douleurs de sa maladie et incapable de pouvoir travailler pour ses enfants, il appelait la mort.

Pour moi, profondément peiné de voir les conséquences graves qu'entraînait l'accumulation des pierres, et ne pouvant consentir à cette idée qu'il était impossible de les repousser dans la vessie ou de les extraire du canal de l'urètre, j'allais sans cesse réfléchissant au moyen de sortir du pas difficile où j'étais

engagé. Un moment je pensais à dissoudre les graviers par des injections semblables à celles que j'avais
faites à **M.** Clément ; mais des expériences faites sur
les graviers déjà sortis me montrèrent leur insolubilité
dans les acides et les alcalis faibles ; je dus renoncer à
mon idée. Enfin, je pensai à construire une sonde largement ouverte à son extrémité vésicale et munie d'une
botte en cuir à son extrémité externe. Je me dis que si
j'adaptais une seringue à cette sonde, lorsque son extrémité vésicale serait en contact avec la pierre, je pourrais
aspirer celle-ci en faisant agir ma pompe en même
temps que je retirerais la sonde, et qu'enfin si je ne pou-
vais attirer ainsi la pierre au dehors, je tâcherais de la
pousser dans la vessie au moyen du jet de liquide qu'il
serait si facile de projeter sur elle à l'aide de l'appareil
dont je viens d'indiquer la disposition.

Le 10 décembre, un mois et quinze jours après la
dernière séance de lithotritie, je fis pour la première
fois l'application de cet instrument. L'aspiration fut inu-
tile ; mais à la première injection de liquide toutes les
pierres qui encombraient le canal rentrèrent dans la vessie ; la sonde y pénétra immédiatement et je pus reprendre le broiement de la pierre.

Cette opération fut continuée à partir de ce moment,
tous les trois ou quatre jours, et complètement terminée
le 7 janvier 1842. Elle n'offrit plus rien de particulier,
si ce n'est l'encombrement du canal par des calculs, lequel se reproduisait après chaque séance ; mais cet encombrement n'entraîna plus aucun embarras ; chaque
fois que je fis les injections avec la sonde décrite plus
haut, les graviers furent rejetés dans la vessie et l'intro-

duction du lithotriteur n'éprouva aucune difficulté. Le malade sortit parfaitement guéri le 15 janvier 1842 ; ses forces se sont rapidement rétablies après sa sortie de l'hôpital.

Pierre d'oxalate de chaux, 4 cent. 8 mill. de diamètre.— Lithotritie.—Fragments de pierre arrêtés à diverses repri- ses en avant et en arrière de la courbure de l'urètre. — Succès des injections d'eau pratiquées avec les mêmes précautions que dans l'observation précédente. — Gué- rison du malade.

Boulon, âgé de 23 ans, demeurant à Châteauneuf, près Saint-Vallier, entre à l'Hôtel-Dieu de Lyon, salle des opérés, n° 10, le 17 novembre 1841 pour y être traité d'une pierre qui depuis trois ans le faisait cruelle- ment souffrir.

Après avoir fait les préparations convenables, je com- mençai l'opération le 21 novembre et je saisis la pierre sous le diamètre de 4 cent. 8 mill. Après cent vingt coups de marteau, je ne pus rapprocher les mors du lithotriteur qu'à une distance de 3 cent. 7 mill. et je lâchai la pierre dans la crainte de trop fatiguer le malade.

Le 23, je parvins à casser la pierre complètement après cent soixante-dix coups de marteau; tout alla sans aucun accident jusqu'à la quatrième séance, pratiquée le 30 novembre, et dans laquelle la pierre fut saisie trois fois et jamais au-delà de 3 cent. 1 mill. de diamètre. Mais à la suite de cette séance, un gravier s'arrêta, dans la soirée, à une profondeur de 12 cent. 1 mill. Tous les efforts du malade ayant été impuissants pour le rejeter , j'essayai deux jours plus tard de l'extraire avec la curette articulée de M. Leroy ; je l'accrochai sans peine, mais les efforts que je fis pour l'amener au dehors, n'ayant point réussi pour la déplacer et produisant de vives douleurs, je me vis forcé de l'abandonner dans sa position vicieuse. Cependant le malade, qui avait supporté sans aucune fatigue les percussions du marteau plus de cent fois répétées sur la pierre, éprouva des accès de fièvre avec frissons dès le jour même que j'exécutai cette manœuvre dans le canal de l'urètre. Ses urines auparavant acides, devinrent ammoniacales et très-chargées de mucosités. Effrayé de voir les accidents auxquels le malade était exposé pour une tentative d'extraction d'un gravier dans l'urètre , je restai quelque temps sans agir ; mais ayant imaginé à cette époque la sonde à injection dont j'ai parlé dans l'observation précédente, je lui en fis l'application le 11 décembre; je réussis immédiatement à repousser le gravier dans la vessie et je pus reprendre la lithotritie, interrompue depuis onze jours.

A partir de cette époque, il fallut encore sept séances, dans chacune desquelles je pris la pierre jusqu'à cinq et six fois pour achever de la broyer; presque chaque séance fut suivie de l'arrêt des fragments dans diverses parties du canal de l'urètre; la sonde de M. Leroy et le lithotriteur de M. Ségalas, me servirent utilement dans les cas où je trouvai des fragments dans la fosse naviculaire ou dans la verge , mais ce fut ma sonde à injection qui me rendit les plus grands services. Ce fut elle qui agit toujours avec le plus de promptitude et le moins de douleur pour le malade. A toutes les séances, sans exception, je rencontrai en commençant des graviers dans le canal, en arrière de la courbure, et dans tous les cas, le flot de liquide que je poussai contre eux les fit rentrer dans la vessie et me permit de pratiquer immédiatement la lithotritie vésicale ; même dans un cas j'essayai et je réussis à repousser dans la vessie un fragment placé en arrière de la fosse naviculaire et dont le malade redoutait singulièrement l'extraction, tant les fragments volumineux produisaient de douleurs , lorsque je les arrachais à travers le meat urinaire, que j'avais eu soin cependant de largement débrider. Le 27 décembre, la vessie était débarrassée de tous les calculs, et le malade sortait parfaitement guéri douze jours plus tard.

Pierre de 4 cent. 8 mill. de diamètre chez une femme. — Encombrement souvent répété du canal de l'urètre par des pierres volumineuses ; extraction de ces pierres avec des pinces à polypes. — Guérison.

Marie Vallin, âgée de 58 ans, domestique, vint à l'Hôtel-Dieu de Lyon, le 18 octobre 1841 , pour être traitée d'une pierre volumineuse qui la faisait souffrir depuis une vingtaine d'années.

Le 26 octobre, je saisis cette pierre sous le diamètre de 4 cent. 6 mill. et je la cassai trois fois sous le diamètre de 4 cent. 6 mill. , 3 cent. 7 mill. , 4 cent. 2 mill. Ces fractures exigèrent chaque fois un grand nombre de coups de marteau.

A partir de cette première opération, il me fut impossible d'introduire de nouveau le lithotriteur dans la vessie, des fragments énormes vinrent s'engager dans le canal de l'urètre, et la vessie irritée se contracta sur les calculs qu'elle contenait encore, de manière à ne pouvoir conserver aucune goutte d'urine. Après avoir à diverses reprises cherché vainement à repousser les graviers dans la vessie avec des sondes volumineuses, j'essayai des injections à travers la sonde qui m'avait servi chez les malades Rivoiron et Boulon. Après bien des tentatives inutiles faites à diverses reprises, pendant plus d'un mois et demi, j'introduisis dans le canal de grosses pinces à polypes. A leur aide, je brisai en partie les fragments qui étaient arrêtés dans l'urètre et j'en arrachai quelques-uns dont le volume était plus considérable que l'extrémité du doigt indicateur. Cette opération pratiquée pour la première fois, le 15 décembre, fut suivie de très-vives douleurs et d'une fièvre assez vive ; elle put être cependant reprise une fois par semaine jusqu'au 16 janvier 1842. A cette époque, on put enfin introduire le lithotriteur dans la vessie et poursuivre l'opération du broiement. Celle-ci fut terminée au commencement du mois de février.

Quinze jours après, la malade gardait très-bien ses urines et n'éprouvait aucune douleur, et son catarrhe avait entièrement disparu.

Elle sortit de l'hôpital guérie, mais ayant été soumise à un traitement dont la longueur et les difficultés me firent presque regretter de ne pas avoir eu recours à la taille.

Dans les observations que je viens de rapporter, on remarquera surtout les résultats avantageux que j'ai obtenus dans deux cas où je n'avais.pu débarrasser l'urètre de fragments de calculs à l'aide des moyens usités et dans lesquels j'ai réussi une fois avec les injections d'acide hydrochlorique, une autre fois avec des injections d'eau pratiquées de manière à repousser les fragments dans la vessie. Je vais donner quelques développements sur ces deux moyens.

DES INJECTIONS D'ACIDE HYDROCHLORIQUE AFFAIBLI, CONSIDÉRÉES COMME MOYEN DE FAVORISER LA SORTIE DES FRAGMENTS DE CALCULS ARRÊTÉS DANS LE CANAL DE L'URÈTRE.

Les injections d'acide hydrochlorique affaibli ne peuvent être employées que lorsque les fragments sont composés d'un phosphate terreux, c'est-à-dire d'une substance soluble dans les acides. Sans avoir besoin de recourir à l'analyse chimique des fragments déjà sortis, on pourra reconnaître aisément par l'expérience, s'ils sont ou non solubles dans l'acide hydrochlorique ; on ajoutera dans un petit verre d'eau 2 ou 3 gouttes d'acide hydrochlorique et l'on s'assurera que la limonade ainsi composée peut être tenue sur la langue, sans y produire une sensation pénible et l'on placera dans cette solution très-affaiblie un fragment de calcul déjà sorti, pendant 1/2 heure. Au bout de ce temps, le calcul auparavant solide deviendra friable par la pression des doigts, ou même par la simple agitation du vase, s'il est soluble dans l'acide hydrochlorique, et il disparaîtra même en partie. S'il se trouve dans ces conditions favorables, on pourra procéder aux injections dans le canal de l'urètre. Celles-ci seront faites en poussant jusqu'aux fragments de calcul, une sonde en gomme élastique ouverte à son extrémité, et l'on poussera à travers cette sonde quelques gouttes de l'injection. Celle-ci sera gardée aussi long-temps que possible, au moyen de la constriction exercée sur la verge.

A en juger par l'observation de **M.** Clément, seul malade chez lequel j'ai employé ce genre d'injection, l'on voit que celle-ci ne produit pas d'autre inconvénient qu'une vive cuisson au moment où le liquide est injecté, qu'elle n'amène aucun rétrécissement de l'urètre ainsi qu'on a pu le craindre, et qu'elle peut contribuer très-efficacement à dissoudre ou tout au moins à rendre plus friables les fragments de calculs arrêtés dans l'urètre et à les placer ainsi dans de telles conditions, que l'urine puisse les désagréger et les repousser au-dehors.

DES INJECTIONS DE LIQUIDE A TRAVERS UNE SONDE MÉTALLIQUE LARGEMENT OUVERTE A SON EXTRÉMITÉ VÉSICALE ET MUNIE D'UNE BOITE A CUIR A SON EXTRÉMITÉ EXTERNE, CONSIDÉRÉES COMME MOYEN DE REPOUSSER LES PIERRES DANS LA VESSIE.

Les injections de liquide sont incontestablement préférables à l'emploi des cathéters solides pour repousser dans la vessie les calculs arrêtés dans la partie profonde du canal de l'urètre.

En cherchant à repousser des pierres avec des liquides, on ne s'expose point à presser les calculs contre les parois du canal, ce qui produit beaucoup de douleur et entraîne presque toujours des accidents fébriles et surtout l'on atteint beaucoup mieux le but qu'on se propose, ainsi que le démontrent les observations citées plus haut de Rivoiron et de Boulon.

Il est aisé de comprendre pourquoi les liquides injec-

...tés contre les graviers les font rentrer si aisément dans la vessie ; c'est qu'en même temps qu'ils repoussent la pierre, ils dilatent le canal et que sous l'influence de la pression qu'ils exercent, la pierre chemine en se retournant dans divers sens et se présentant tôt ou tard dans celui qui facilite le plus sa progression. Lorsque l'on repousse la pierre avec des cathéters solides, on ne dilate pas ainsi le canal et l'on pousse la pierre toujours dans le même sens. Dans ces conditions défavorables, elle s'engage aisément dans les replis de la muqueuse et ne peut être déplacée.

M. Civiale a insisté avec raison sur les avantages qu'on peut retirer des injections comme moyen de repousser dans la vessie les pierres arrétées dans l'urètre, mais il ne s'est pas occupé de rechercher quelle est la forme la plus convenable de donner aux sondes que l'on doit employer à cet usage. Tout fait présumer qu'il s'est servi des sondes ordinaires, dont les yeux sont ouverts sur les côtés et dont le liquide ne sort pas de manière à former directement un jet sur le calcul arrété.

Je crois être arrivé, et l'expérience me sert de preuves, à construire une sonde qui réunit toutes les conditions désirables pour repousser des pierres dans la vessie. Cette sonde est en argent, elle a 6 millimètres à peu près de diamètre; elle est coupée perpendiculairement à son extrémité vésicale, de manière à présenter dans cette partie une ouverture égale à son diamètre; à son extrémité externe, elle présente une boîte à cuir au moyen de laquelle elle s'ajuste exactement avec la seringue qui doit injecter le liquide.

On conçoit sans peine comment une sonde ainsi

modifiée est très-propre à permettre de porter un jet direct et considérable de liquide sur le calcul arrêté dans le canal de l'urètre; mais on se demande comment on peut faire pénétrer profondément une sonde coupée perpendiculairement à son extrémité vésicale et qui doit se terminer par un bord arrondi et presque tranchant.

Pour éviter cet inconvénient facile à prévoir, la sonde est traversée par un mandrin qui porte à son extrémité vésicale un bouton qui remplit exactement l'ouverture interne de la sonde, dont les bords sont légèrement ra-battus en dedans; lorsque l'on est arrivé sur la pierre, on retire le mandrin et le bouton; la seringue, qui doit être à large ouverture, est alors adaptée à la boîte à cuir et sert à pousser le jet de liquide : il est bon que cette seringue soit munie de deux anneaux, afin qu'on puisse la tenir avec la main droite et qu'à son aide on puisse enfoncer la sonde jusque dans la vessie à mesure que l'on pousse le liquide. La combinaison de ces deux mou-vements facilite singulièrement la rentrée de la pierre.

Les observations citées plus haut de Rivoiron et de Boulon montrent toute l'utilité pratique des injections faites avec les précautions que je conseille.

Quand on se rappelle que les graviers arrêtés dans l'urètre n'avaient pu être extraits chez ces deux malades avec la curette de M. Leroy; qu'ils n'avaient pu être re-poussés dans la vessie avec des cathéters solides; qu'ils produisaient les accidents les plus graves et que cha-cune des tentatives faites pour les extraire avait été suivie de vives douleurs et d'accidents fébriles, et qu'au moyen de la sonde décrite plus haut je fis rentrer ces graviers dans la vessie, immédiatement, sans recourir à aucun

tâtonnement et sans produire aucune douleur, on appré-
ciera toute l'importance du moyen que je propose. Il ne
faut pas oublier non plus, pour juger cette question, que
chez ces deux malades le canal s'encombra de graviers
après chacune des séances qui suivirent la première dé-
sobstruction du canal, et que dans toutes ces circonstances, la facilité de nettoyer l'urètre par des injections ne
s'est jamais démentie.

Dans un cas, je me suis assuré d'une manière plus po-
sitive encore, s'il est possible, de l'utilité des injections
de liquides. Un soir que je fus appelé auprès de Boulon
qui depuis plusieurs heures faisait d'inutiles efforts pour
rejeter un gros fragment arrêté dans la fosse naviculaire.
Déjà plusieurs fois j'avais extrait des fragments du même
genre avec des pinces à polypes; mais cette extraction
était si douloureuse que le malade me supplia de la lui
éviter, j'essayai alors de faire rentrer le gravier dans la
vessie et j'y parvins en deux ou trois minutes, sans avoir
fait éprouver la moindre douleur au malade.

La lithotritie est arrivée aujourd'hui à un tel degré de
perfection, qu'il est impossible de lui faire subir des modifications d'une très-grande importance sous le rapport
des instruments et du manuel opératoire. C'est une question épuisée autant que peut l'être une question dans une
science qui laisse toujours entrevoir une suite illimitée
de progrès ; mais si l'on ne peut espérer de faire aucune
découverte qui change la face de la lithotritie et qui ait
par exemple l'importance qu'eut l'invention du percu-
teur, à l'époque où l'on ne connaissait que les instruments

de **M.** Civiale et de **M.** Jacobson , on peut lui faire
subir quelques modifications heureuses et découvrir
quelques moyens propres à faire disparaître quelques-
uns des accidents qui sont inhérents à son emploi. Ce
sont des perfectionnements de ce genre que je crois avoir
apporté à la pratique de la lithotritie, en faisant construire des instruments convenables pour injecter des liquides contre les pierres arrêtées dans le canal et en
ayant recours , dans les cas où la pierre est formée de
phosphate terreux, aux injections d'acide hydrochlorique
affaibli.

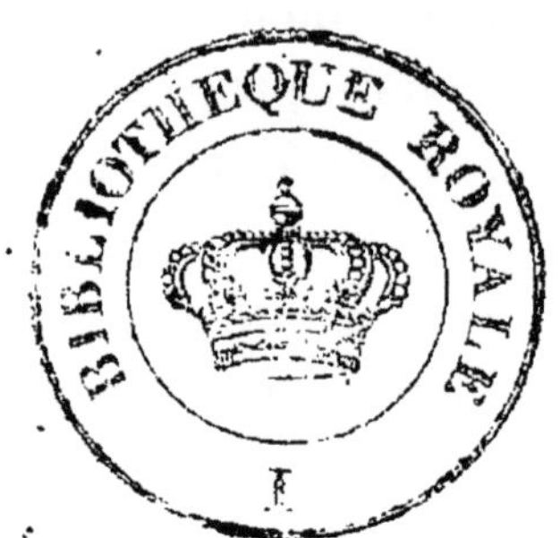